Topinambur!

Meine Diät wächst im Garten

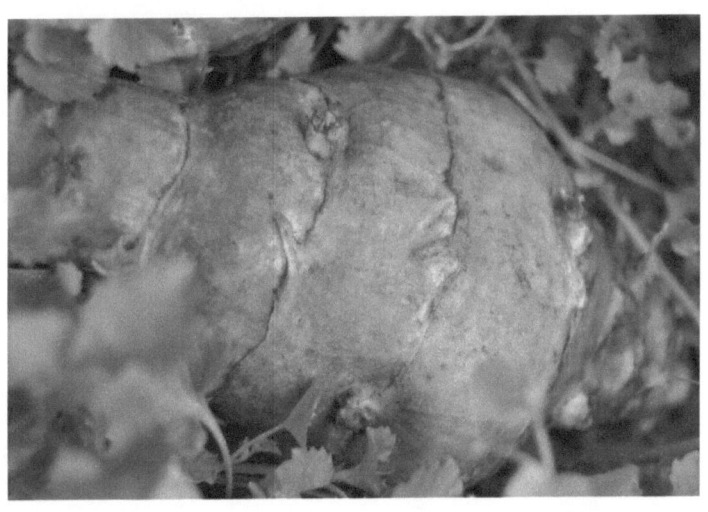

Hunger ade – Kilos verlieren mit Topinambur.

Monika Braun

ISBN-13: 978-1514134191
ISBN-10: 1514134195

EIN SPRICHWORT SAGT:

Die besten Ärzte in der Welt,
trotz aller Neider, aller Hasser,
es sind, im Bunde treu gestellt:
Diät, Bewegung, Licht, Luft, Wasser.

Philo vom Walde (1858 - 1906), schlesischer Dichter

Vorwort

Hallo,

ich bin Monika Braun und beschäftige mich leidenschaftlich mit gesundheitsbewusster Ernährung.

Stammleser meiner Ratgeber wissen, dass ich stetig bemüht bin, immer etwas Neues zu entdecken.

Nun nicht nur das, bevor ich darüber spreche, probiere ich es aus. Alles, was ich niederschreibe, beruht auf persönliche Erfahrungswerte in Kombination mit eingehenden Diskussionen mit Fachleuten.

Heute stelle ich Ihnen eine etwas eigenwillige, jedoch wertvolle Knolle vor. Die Rede ist von Topinambur. Vorab muss ich gestehen, dass ich jahrelang zu dieser Knolle, auch Erdbirne genannt, kein positives Auge hingeworfen habe. Als ich diese ab und an auf dem grünen Markt, wo ich immer Gemüse kaufe, sah.

Mit missbilligendem Blick dachte ich: "Was soll ich mit jenem schrumpeligen Ding da vollbringen?" Nun, Sie kennen das wahrscheinlich.

Bei uns in Bayern gibt es ein Sprichwort, welches lautet: „Was der Bauer nicht kennt, frisst er net".

Die Neugierde auf erwähnt Knolle wurde erst durch meine Schulfreundin Angelika geweckt. Wir hatten uns –sozusagen- aus den Augen verloren.

Unerwartet standen wir uns in einem Geschäft gegenüber. Achtung Frauen können sich vorstellen, welche Art von Store es war. Ich sage nur Schuhe!

„Man siehst Du gut aus", rief ich aus vollstem Herzen - und ich meinte es ehrlich. Ich kannte Sie nur als stattliches Frauenzimmer, soll heißen mit einigen Kilos auf Hüfte, Bauch und Po. Aktuell, stand vor mir eine bildhübsche Frau mit einer rattenscharfen Figur.

Stolz drehte sie sich um die eigene Achse und berichtete mir mit leuchtenden Augen, was sie zwischenzeitlich unternahm, umso auszusehen.

Sie erzählte von einer Diät mit Topinambur, in Kombination mit einer Ernährungsumstellung sowie regelmäßigen, leichten sportlichen Unternehmungen.

SO, da war es wieder, dieses Prickeln, dieses „Muss ich nachmachen"……

Angelika bot sich sogleich an, mir einige Tipps, bezüglich Ihrer Diät mit Topinambur zu verraten. Und so schlenderten wir gemeinschaftlich zum grünen Markt, wo Sie mir zeigte, auf was ich beim Kauf der Knolle achten soll. (Für diesen Tag hatten Schuhe mal keinen Vorrang!)

Dieses Erlebnis ist mittlerweile 12 Monate her. Ich kann nur sagen, es stimmt alles, was mir Angelika zu jener Zeit von der Erdbirne vorschwärmte.

Auch ich vollzog eine Diät mit Topinambur, genau nach den Anweisungen meiner Freundin und nahm erfolgreich einige Kilos ab. Zwischenzeitlich findet die übliche Kartoffel kaum mehr den Weg auf den Esstisch.

Topinambur ist bekömmlicher, gesünder und und und.....

Aber dies lesen Sie in dem Ratgeber, welchen Sie gerade in Ihren Händen halten.

Seien Sie gespannt.

Ihre

Monika Braun

PS: Ob eine Diät bei Ihnen ebenso mit Erfolg gekrönt ist, kann ich nicht versprechen. Wir sind alle eigenständige Persönlichkeiten und reagieren unterschiedlich. So ist das Leben nun mal.

...und noch was:

Für alle Kritiker im Vorfeld, bitte beachten Sie, dass dieses Buch kein Topinambur – Rezeptbuch ist.

Inhaltsverzeichnis

Vorwort

Inhaltsverzeichnis

Topinambur – was ist das?

Topinambur früher und heute?

Ursprünglich genießen mit Topinambur.

Topinambur im Kampf gegen das Übergewicht.

Topinambur - die hilfreiche Erdbirne aus Südfrankreich

Topinambur - die Kartoffel für den Diabetiker

Hunger ade - Topinambur füllt angenehm den Magen

Vegan essen - die Erdbirne kann eine leckere Alternative zur Kartoffel sein

Ist Topinambur auch gesund?

Kommen wir nun zum Abnehmen mit Topinambur?

Persönlichen Erfolgs - Diätrezepte

Anbau von Topinambur im eigenen Garten?

Welche Topinambur Sorten gibt es?

Wie lagere ich die Topinambur Knolle?

Topinambur – Branntwein gibt es!

Ist Topinambur für die Tierwelt geeignet?

Topinambur zum Heizen?

Wo kann ich Topinambur kaufen?

Weitere Kindle E-Books

Impressum

Rechtliches

Topinambur – was ist das?

Gehen wir der Sache erst auf den Grund.
Topinambur, auch bekannt als Erdartischocke, Erdbirne
oder Rosskartoffel, ist in Amerika beheimatet und wird
heute vor allem in Südfrankreich angebaut. Das
Wurzelgemüse ist eine Sonnenblumenart, an deren
Wurzeln zahlreiche, oft bizarr geformte Knollen
wachsen.

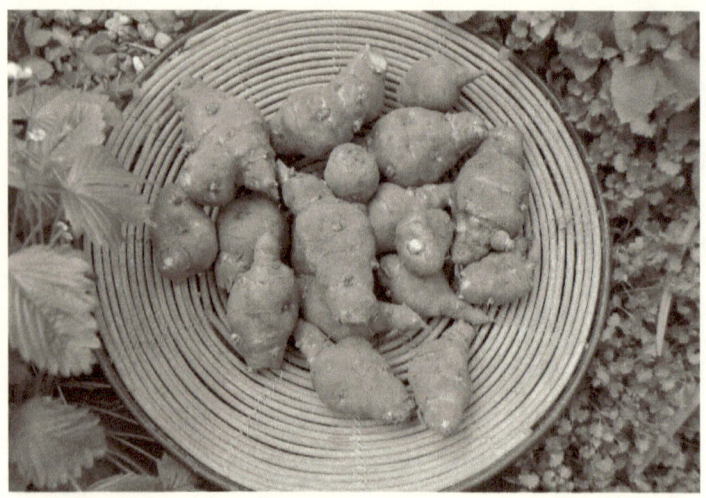

Die essbaren Knollen haben eine bräunliche bis violette
Schale, sowie ein weißes bis cremefarbenes Fleisch.
Die knorrigen Wurzeln lassen sich nur mühsam
schälen, Sie können sie ebenso roh und ungeschält
verzehren.

Der Geschmack der Topinambur ist angenehm nussig. Roh ähnelt der Geschmack dem, der Artischocke. Gegarte Topinambur schmeckt süßlich. Topinambur enthält keine Stärke, sondern Inulin. Inulin ist ein stärkeähnliches Kohlehydrat, das Zuckerkranke ohne Probleme vertragen.

Aus diesem Grunde besitzt Topinambur auch einen zweiten Namen, und zwar: "**Kartoffel der Diabetiker**"

Kurz gesagt, Topinambur ist kalorienarm.

Durch einen hohen Ballaststoffgehalt ungemein sättigend. Zugleich enthält das Gemüse Eisen und zählt zu den kaliumreichsten Gemüsearten. Topinambur schmeckt als Cremesuppe, in Soßen, im Gemüseauflauf und als Püree.

Topinambur früher und heute?

Zuerst wurde die Topinambur als Nahrungsmittel angebaut. Im 19. Jahrhundert waren die Knollen ein unerlässliches Nahrungs- und Futtermittel. Die mehrjährige krautige Pflanze wird bis zu drei Meter hoch. Vor allem in Frankreich genoss sie nach ihrer Einführung Anfang des 17. Jahrhunderts ungemeine Popularität. In Europa wurde die süßlich schmeckende Knolle Mitte des 18. Jahrhunderts wieder weitgehend von der ergiebigeren Kartoffel verdrängt.

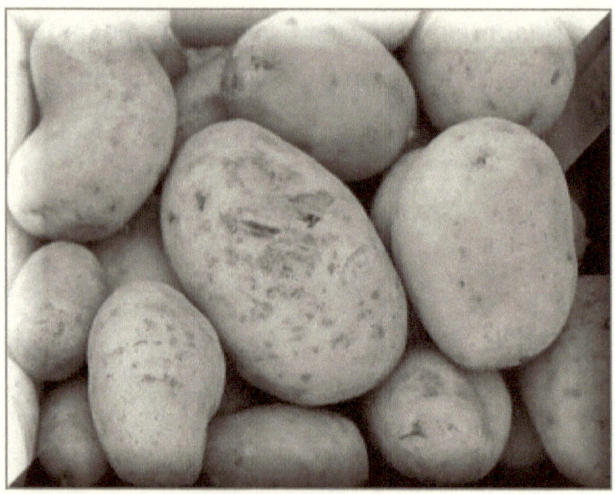

Heute wird Topinambur in nahezu allen Kontinenten angepflanzt, Hauptanbaugebiete befinden sich in Nordamerika, Russland, Australien und Asien.

Mit nur noch geringer wirtschaftlicher Bedeutung wird sie ferner in Südfrankreich sowie den Niederlanden angebaut. In der Schweiz wird sie im Seeland seit 1978 wieder erwerbsmäßig bepflanzt. In der Schweiz wird sie auch über die Einzelhandelsketten vermarktet.

Bei Wikipedia habe ich folgendes zur Topinambur gefunden:

Die mehrjährige krautige Pflanze wird bis zu drei Meter hoch. Der Trieb ist einjährig und stirbt im Herbst ab. Aus einer Knolle bilden sich mehrere aufrechte und verzweigte Stängel, an denen gestielte, eiförmige Blätter sitzen. Diese werden sieben bis zehn Zentimeter breit und zwischen zehn und fünfundzwanzig Zentimeter lang. Stängel und Blätter sind rau und behaart.

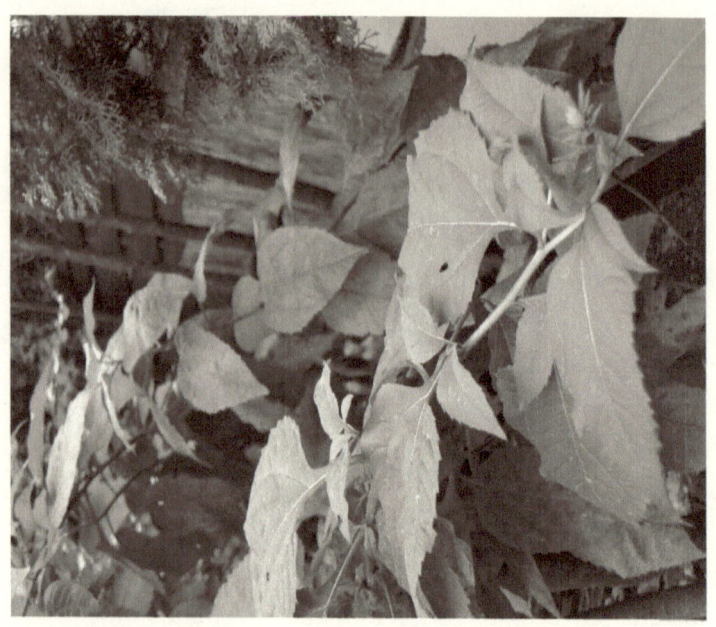

Was gemeinhin als „Blüte" bezeichnet wird, ist botanisch gesehen ein Blütenstand. Er ist Körbchen förmig und wird von den außen sitzenden Zungen- und den inneren Röhrenblüten gebildet. Es handelt sich um einen zwittrigen Blütenstand.

Die Früchte werden botanisch als Achänen* bezeichnet.

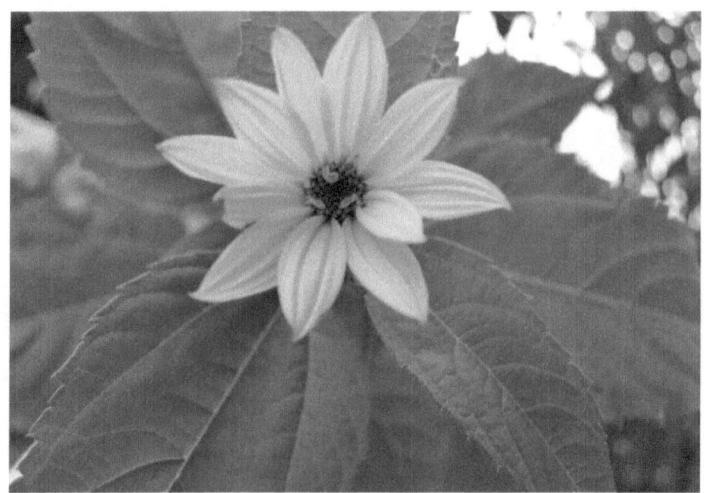

Die Blütenstände haben einen Durchmesser von vier bis acht Zentimetern und sitzen in den Achseln der oberen Laubblätter. Die äußeren Zungenblüten sind kräftig gelb.

Die Blütezeit von Topinambur liegt zwischen August und November.

Quelle: Wikipedia
http://de.wikipedia.org/wiki/Topinambur

*Achänen, mehr zu diesem Begriff finden Sie hier:
http://de.wikipedia.org/wiki/Ach%C3%A4ne

Ursprünglich genießen mit Topinambur.

Lassen Sie sich überraschen von der Vielfalt und den positiven Eigenschaften die diese leider in Vergessenheit geratene Pflanze ihnen bietet. Topinambur ist genial, beinhaltet wertvolle Inhaltsstoffe und ist gesundheitsfördernd.

Darüber hinaus in der Diätküche ist Topinambur bestens geeignet.

Der enthaltene Ballaststoff Inulin ist leicht verträglich. Und macht die Knolle für Diabetiker zum optimalen Kartoffelersatz.

Ebenso nicht außer Acht lassen sollten Sie ihren Vitamin- und Mineralstoffgehalt. Vitamin A, B1, B2, Niacin und die Mineralstoffe Kalium, Magnesium, Eisen, Kupfer usw. machen sie zu einem kräftigenden Nahrungsmittel.

Ferner ist sie kalorien-, fettarm und extrem ballaststoffreich.

Topinambur im Kampf gegen das Übergewicht.

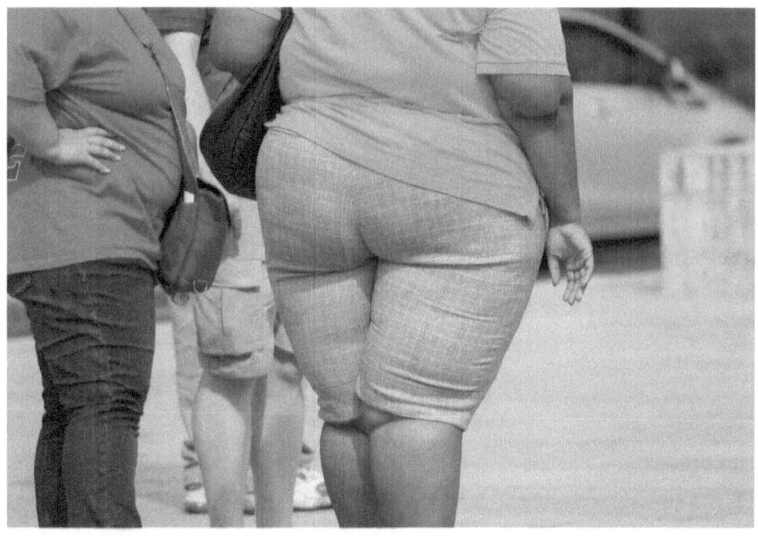

Leiden Menschen unter Übergewicht, dann bringen viele Arten von Diäten oftmals einen sehr schnellen Erfolg beim Abnehmen. Doch so mancher Mensch kann sich nicht kurzfristig über das Schmelzen zahlreicher Pfunde freuen.

Deshalb kann Topinambur ein Helfer sein, der die Bemühungen einer Diät hilfreich unterstützen kann. Eingehendere Informationen zu diesem Thema lesen Sie etwas später in diesem Buch.

Topinambur - die hilfreiche Erdbirne aus Südfrankreich

Wer zu allen Mahlzeiten Kartoffeln als Beilage schätzt, der wird sich über eine fremde Knolle auf dem Markt freuen. Als eine Sonnenblumenart kommt die Topinambur ursprünglich aus Amerika.

Sieht der normale Betrachter nur eine schön blühende Pflanze, so freut sich der Freund leckeren Wurzelgemüses über die Knolle, die in der Erde gewachsen ist.

Mit seinem cremefarbenen bis weißen Fleisch und der violetten bis bräunlichen Schale hat jeder Koch einen wohlschmeckenden Ersatz für die Kartoffel.

Zwar ist die Topinambur süßer als eine gewöhnliche Kartoffel, so überzeugt sie doch durch ihren wohlschmeckenden, nussigen Geschmack. Diese Erdbirne enthält unglaublich viel Kalium, Eisen und zahlreiche Ballaststoffe.

Für die Diät tonangebend, ist dieses Wurzelgemüse auch noch besonders kalorienarm.

So hat die Kartoffel bei 100 Gramm 71 kcal

Und die Knolle kann mit 30 kcal begeistern.

Ein enormer Vorteil für jeden Esser zeigt sich, weil der Genießer die Topinambur gleichwohl roh essen kann. Ist der Mensch Diabetiker, dann ist die Erdbirne die ideale Beilage zu allen Mahlzeiten.

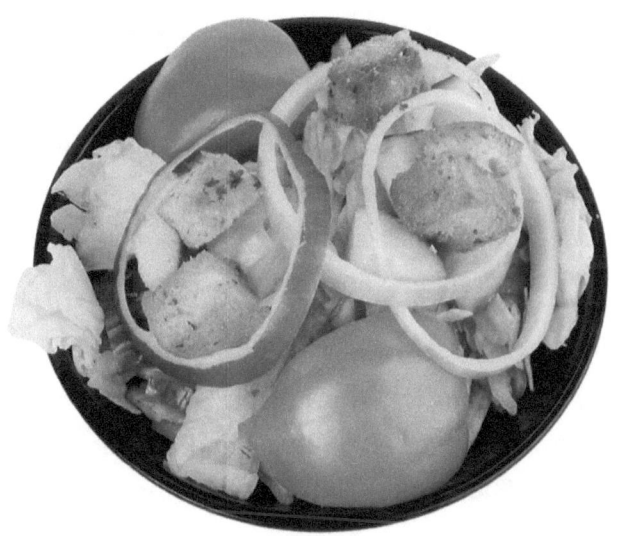

Selbst in einen frischen Salat kann man Topinambur roh hinein schneiden. Sie glauben nicht, wie lecker und knackig der Salat wird. Super!

Topinambur - die Kartoffel für den Diabetiker

Da Diabetiker immer gesund leben sollen und dabei auch anhaltend auf die Ernährung achten müssen, kann die Topinambur zum besten Kartoffelersatz werden.

Hat die normale Kartoffel viel Stärke zu bieten, so kann die Erdbirne das stärkeähnliche Kohlenhydrat Inulin sein Eigen nennen, das von erkrankten Menschen so gut vertragen wird.

So möchte die Erdbirne die ideale Beilage für alle Diabetiker sein und darf gekocht, roh, püriert, gedünstet oder gebacken die Palette schöner Gerichte bei dieser Erkrankung doch erheblich erweitern.

Sucht der Diabetiker eine Süßalternative zum Zucker, so lohnt der Gang ins Reformhaus. Dort wird Topinambur ebenso als Sirup angeboten, der zum Süßen von Speisen und Getränken bestens geeignet ist.

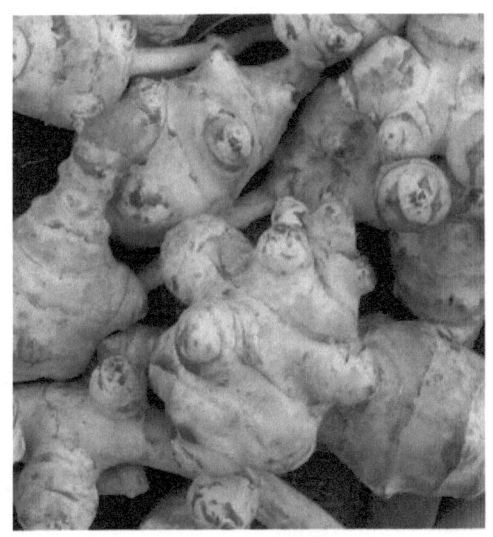

Diabetiker und Abnehmen.....

Beim Abnehmen-Diabetiker ist dieser Sirup die ideale Lösung, denn so können Erkrankte mit wenig Kalorien auch süße Speisen zu sich nehmen.

Zusätzlich kann eine interessante Eigenschaft der Erdbirne dazu führen, dass beim Abnehmen-Diabetiker ein lästiges Hungergefühl vermieden wird.

Hierzu gleich mehr.

Hunger ade - Topinambur füllt angenehm den Magen

....und die Kilos purzeln

Bei Diäten aller Art kann es zwischendurch immer wieder zu unangenehmen Hungerattacken kommen, weil durch eine geringe Nahrungsaufnahme einfach die Menge an zu verarbeitender Nahrung im Magen fehlt.

Wer jetzt die Erdbirne in seinen Speiseplan aufnimmt, der wird sich über einen hilfreichen Nebeneffekt der Topinambur Knolle freuen.

Aufgrund der faserigen Struktur kann die Erdbirne, wenn sie im Magen landet, aufquellen. So sorgt sie dafür, dass der Bauch gefüllt ist und kein Hungergefühl mehr entsteht.

Bedenken Sie, dass Sie zu einer Mahlzeit mit dieser nützlichen Knolle immer ausreichend viel Wasser trinken, damit kann der Aufquellfaktor der Erdbirne noch verstärkt werden.

Auch einen aufkommenden Hunger auf Süß können Sie mit der Topinambur beseitigen, denn durch ihren süßlichen nussigen Geschmack, hat der »Diätmacher« einen hervorragenden Ersatz zu Schokolade und Kuchen.

Da lohnt es sich immer, wenn der Süß Fan einige Stücke roher Knolle griffbereit liegen hat.

Für den Tee eine kleine Menge vom Sirup der Erdbirne und auch für Mahlzeiten, die der Diätwillige ansonsten ungesüßt gegessen hätte, kann jetzt der Sirup der Topinambur Knolle die Lösung aller Süßprobleme sein.

Es gibt allerdings noch mehr Präparate, die aus der Knolle der Topinambur gewonnen werden.

So kann der Käufer sich aus einem Sortiment von Pillen, Kautabletten, Getränken und Pulvern bedienen, die oftmals als besonders wirkungsvoller Appetitzügler angeboten werden.

Doch hierbei müssen Sie wissen, dass Sie sich hier nur einen Magenfüller kaufen. Aber die Einnahme zeitlich in begrenztem Maße möglich ist. Auf eine nahrhafte Ernährung mit ausreichenden Mahlzeiten kann auch mit Topinambur nicht verzichtet werden.

Die Kombination von allem bringt den Erfolg!

Vegan essen - die Erdbirne kann eine leckere Alternative zur Kartoffel sein

Wer gesund leben will und dabei auf Fleisch verzichten möchte, der wird die Topinambur gerne in seinen Speiseplan aufnehmen. Kalorienarm und zu 100 % pflanzlich, so lecker nussig und süß kann vegan leben sein.

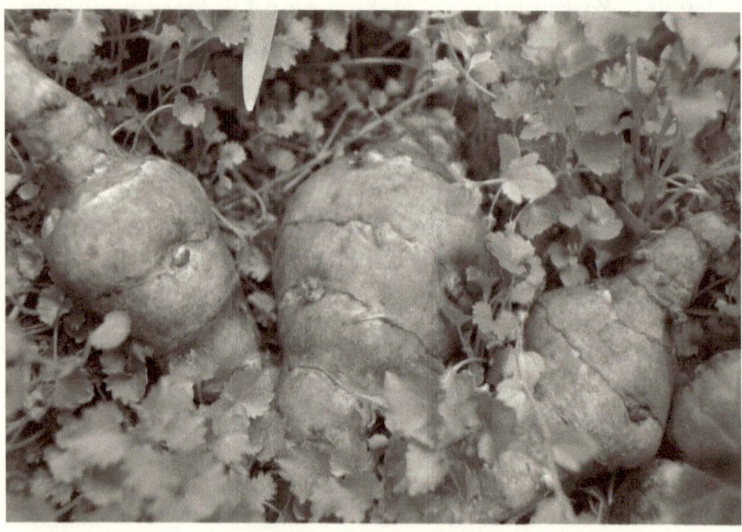

Soll Topinambur auf dem Speiseplan stehen, dann muss der Koch einige Regeln beachten. Denn konnte der Käufer eine frische Knolle in der Erntezeit von Oktober bis März erwerben, so gehört die Erdbirne immer in den Kühlschrank.

Wo sie für einige Tage haltbar ist.

Für die vegane Ernährung kann der Hobbykoch die frische Knolle frittieren, gratinieren, dünsten und sogar braten.

Allerdings sollte der Koch die gerade geschälte und zerschnittene Knolle mit Zitrone behandeln, weil sie sonst sehr schnell braun werden kann.

Gekocht und gedämpft kann der nussige Geschmack der Erdbirne besonders hervorgehoben werden, was gerade dem Veganer neue Geschmackswelten eröffnet.

Die Topinambur ist vielleicht nicht der universelle Appetitzügler für jede Diät, jedoch ein gut schmeckendes Lebensmittel, das den Speiseplan von Veganern, Diabetikern und allen Köchen, die Wurzelgemüse lieben, wunderbar ergänzen kann.

„Man ist, was man isst"

Kommt Ihnen dieser Spruch bekannt vor. Bestimmt, denn da ist was Wahres dran. Die Ernährung hat einen maßgeblichen Einfluss auf unseren Allgemeinzustand, sprich Gesundheit.

Ist Topinambur auch gesund?

Topinambur Knollen sind sehr ballaststoffreich. Der Verzehr der inulinreichen Knollen wirkt sich auch günstig auf den Blutzuckerverlauf aus.

Ein kolossaler Vorteil!

Doch wie immer gibt es auch Nachteile, die da wären, dass das Inulin bei empfindlichen Menschen zu Blähungen führen kann.

Topinambur zeichnet sich darüber hinaus auch durch den hohen Gehalt an Eisen und verschiedenen B-Vitaminen aus.

Kommen wir nun zum Abnehmen mit Topinambur?

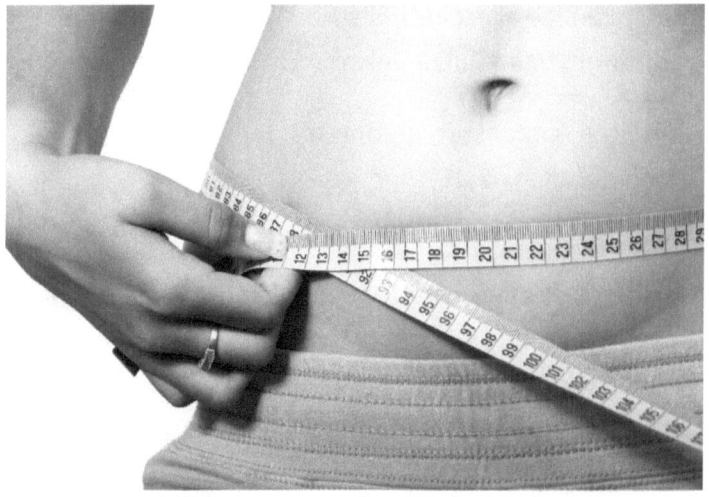

In der Homöopathie wird Topinambur als Mittel zur Gewichtsreduktion durch Hemmung des Hungergefühls angewendet. Topinambur hat unsere Küchen zurückerobert und erlebt wahrlich eine Renaissance. Die köstliche Knolle ersetzt in meiner Küche die normale Kartoffel.

A; weil sie sehr schmackhaft ist

B; eine sehr gute Alternative und Abwechslung zu Erdäpfeln

C; überaus gesund ist

D; in meinem Garten immer frisch ist

Die Verarbeitungsmöglichkeiten sind vielfältig.
Diese tolle Knolle lässt sich roh und ungeschält essen.

Bedenken Sie allerdings, die Haut der Topinambur ist
sehr dünn, beim Putzen nicht so sehr rubbeln.

Gebraten, gedünstet, gratiniert oder frittiert,
geschmacklich ein Hochgenuss.
Die Knolle ist vielseitig verwertbar.

Da sich rohe angeschnittene Knollen an der Luft schnell
bräunlich verfärben, geben Sie ein paar Spritzer
Zitronensaft hinzu.

Der nussige Geschmack kommt am besten zur Geltung,
wenn Sie Topinambur kochen oder dämpfen.
Dazu schneiden Sie das Gemüse in Scheiben und garen
es in einer Sauce oder braten es mit Dill und Thymian
und einer Prise Salz in Butter an. (Mein Lieblingsessen)
Dazu einen frischen Vogerlsalat – Bombe!

Für alle nicht Bayern die Übersetzung:
Vogerlsalat ist Feldsalat

Werden die Knollen mit Fleisch gebraten oder püriert,
schmecken sie besonders süß. Für einen Topinambur
Salat schneiden Sie die nicht zu weich gekochten
Topinambur Knollen in gleichmäßige Scheiben und

machen diese mit einer Essig-Öl-Marinade an.

Und der Favorit für meine Kinder sind Topinambur Chips. (wird wie normale Chips gemacht)

Persönlich habe ich für ca. 8 Wochen die gewöhnliche Kartoffel mit der Topinambur Knolle ersetzt und kann freudig berichten, dass ich nach der Zeit an die 5 Kilo weniger auf die Waage brachte.

Allerdings achtete ich sehr auf eine ausgewogene Ernährung, sowie erhöhte ich den Sportanteil in meinem Leben. Soll heißen, jeden Tag laufen, Schwimmen oder Radfahren.

Von nichts kommt nichts!

Leider....

Nachfolgend einige Rezepte, deren Grundbasis ich mir von einem gelernten Koch holte, diese aber auf meine eigenen Geschmacksbedürfnisse umwandelte.
Sie dürfen ja alles essen – nur darauf achten was.
Seien Sie erfinderisch. Die angegebene Zutatenmenge ist abänderbar. Natürlich gibt es weitere Rezepte, welche zahlreich auch im Internet zu finden sind.
Folgende sollen eigentlich nur eine kleine Anregung sein.

Dieses Buch ist ja auch kein Topinambur – Rezeptbuch!

Persönlichen Erfolgs - Diätrezepte

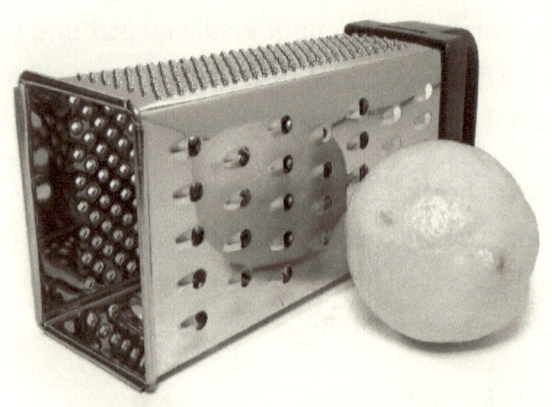

Im Vorfeld: Diese Reibe benötigen Sie des Öfteren.

Mein Familien Sonntags – Frühstück:

Bauernfrühstück mit Topinambur

Zutaten:

500 g Topinambur

1 Schalotte

Etwas roher oder gekochter Schinken (meinst

Restbestand)

2 EL Butter, oder geklärte Butter, oder Kokosfett

1 Prise süßes Paprikapulver

Salz, Pfeffer

5 mittelgroße Eier

Etwas Mineralwasser

Etwas gehackte Petersilie oder Schnittlauch

4 kleine Essiggurken

Zubereitung:

Die Topinambur Knollen gründlich waschen und vom Erdreich befreien. Danach in reichlich Wasser an die 15 Minuten gar kochen lassen. Wie man es kennt, mit spitzem Messer eine Gar Probe machen.

Während die Knollen kochen die Schalotte schälen und fein hacken. Ich bevorzuge Schalotten vor Zwiebeln, denn diese sind etwas milder im Geschmack. Den Schinken klein schneiden. Wie ich bereits in der Zutatenliste erwähnte, nehme ich meistens Reste dazu. Oder auch ab und an kalten Braten. Auch lecker.

So weiter geht es.

Jetzt die gegarten Topinamburen abgießen.

Etwas abtrocknen und in ½ Zentimeter dicke Scheiben schneiden.

Butter, geklärt oder ungeklärte, in einer Pfanne erhitzen, die Schalotten Würfelchen darin glasig dünsten.

Kleingeschnittener Schinken und die Topinambur scheiben dazugeben.

Mit Paprikapulver, Salz und Pfeffer würzen. (je nach Gusto)

Die Eier verquirlen und mit etwas Mineralwasser verdünnen und über die Masse geben.

Dann Deckel drauf und stocken lassen. Mit gehackter Petersilie, Schnittlauch oder Dillgurken servieren.

Meine Erfahrung:

Machen Sie immer etwas mehr, denn es schmeckt auch kalt als Zwischensnack sehr gut. Erweitert dann mit einigen Cocktailtomaten.

Die wohlschmeckende Topinambur Suppe

Zutaten:

500 g Topinambur

1 Zwiebel oder 2 Schalotten

2 EL Butter

800 ml bis 1 Liter Hühnerbrühe, entweder frische vom Vortag. Es geht aber auch mal gekörnte Brühe.

Etwas Suppengemüse, je nachdem was Sie im Haus haben...wer will...

1 l Öl oder Frittier Fett

Salz, Pfeffer, Muskatnuss

1 Becher Sahne (200 g)

Zubereitung:

Eine große Topinambur Knolle zur Seite legen, diese wird später frittiert.

Alle anderen Knollen schälen und in ½ Zentimeter dicke Scheiben schneiden.

Die Zwiebel oder Schalotte abschälen und fein würfeln.

Nun die Butter in einem Topf erhitzen, Zwiebelchen darin glasig dünsten.

Jetzt die Topinambur Scheiben und die Brühe dazugeben, aufkochen und bei kleiner Hitze 30 Min. kochen lassen.

Persönlich lege ich immer noch ein klein wenig Suppengemüse hinein. Die Suppe wird dann noch würziger

In der Zwischenzeit….

Haben wir die beiseitegelegte Topinambur gründlich abgebürstet und waschen. Jetzt wieder trocken tupfen und diese dann in dünne Scheibchen hobeln, bzw. schneiden.

Das Öl oder Butterschmalz in einem hohen Topf erhitzen. Es ist heiß genug, wenn sich an einem hineingetauchten Holzspießchen kleine Bläschen bilden.

Jetzt die gehobelten Scheibchen sachte hineingeben und ca. 30 Sek. goldgelb frittieren. Mit einer Schaumkelle herausheben und auf Küchenpapier entfetten. Mit Salz bestreuen.

So die Suppe ist fast fertig, nun die Brühe mit einem Zauberstab pürieren und mit Salz, Pfeffer und Muskat abschmecken.

Ich mag Muskat sehr gerne und deshalb reibe ich ziemlich viel hinein, ist aber Geschmacksache. Und er das Gewürz überhaupt nicht liebt, kann es auch weg lassen.

Die Sahne halbsteif schlagen und unterziehen.

Vorsicht hierzu sollte die Suppe nicht zu heiß sein. Flockt sonst aus, wie es so schön heißt.

Die Topinambur - Chips darauf geben und die Suppe gleich servieren.

Meine Erfahrung:

Alle in meiner Familie essen die Topinambur-Suppe sehr gerne. Und sollte doch einmal ein Rest übrig bleiben, gefriere ich diesen ein. Funktioniert prima und schmeckt auch zwischendurch.

Sogar kalt habe ich die Suppe bereits gelöffelt.

Man kann diese Suppe auch zu einer Weincremesuppe umwandeln.

Zutaten:

300 g Kartoffeln

250 g Topinambur

60 g Porree

1 Zwiebel

30 g Butter oder Margarine

800 ml Gemüsebrühe

Salz, Pfeffer, Kümmel, Muskat

1 Glas Weißwein, trocken-mir schmeckt der Silvaner dazu

100 g Sahne

Schnittlauch

Zubereitung:

Herstellung wie in der vorherigen Beschreibung. Ich denke ich muss die Vorgehensweise hier nicht noch einmal zitieren.

Für Zwischendurch zum Naschen

Diät - Topinambur Chips auf die schnelle

Zutaten:

200g – 400g Topinambur Knollen

Meersalz

Zubereitung:

Alle Topinambur Knollen gründlich waschen und schälen. Bewährt hat sich der Spargelschäler!

Mit diesem nun ebenso die Knollen in dünne Scheiben hobeln.

Backofen vorheizen

Nun die Scheiben auf einem mit Backpapierbelegten Blech verteilen und im vorgeheizten Backofen bei 130 Grad (Umluft nicht empfehlenswert) auf der 2. Schiene von unten bei leicht geöffneter Backofentür 30-35 Minuten trocknen, nach 20 Minuten wenden. Die Chips sind fertig etwas gebräunt sich und beim Umdrehen etwas „rascheln".

Ab in eine Schale und mit Salz bestreuen. LECKER.

Eintopf

Linseneintopf mit Topinambur. Dies ist ein Rezept von meinem Freund Stefan. Er ist Koch in einem Vegan Restaurant.

Persönlich weiß ich noch nicht wie der Eintopf schmeckt, da ich diesen noch nicht nachgekocht habe. Dennoch wollte ich Ihnen dieses interessante Rezept meines Freundes nicht vorenthalten.

Schreiben Sie mir doch, ob es Ihnen gemundet hat oder ob Sie etwas zum Verbessern hätten.

Werde es Stefan gerne weitergeben.

Zutaten:

300g Puy-Linsen

100g Lauch

1,2l Gemüsebrühe

1Vanilleschote

1TL gerieben Fenchelsamen, aus dem Reformhaus

Einige frischen Lorbeerblätter

Salz, Pfeffer

Etwas gehackte Petersilie

200g Topinambur

Öl oder Frittier Fett

Zubereitung:

Waschen Sie erst den Lauch und schneiden diesen dann in kleine Stückchen.

Jetzt die Linsen waschen und in der Brühe leicht aufkochen. Wenn die Brühe schön vor sich hin brobbelt, dann den Lauch und den Fenchelsamen hinein geben.

Die Vanilleschote längs aufschneiden und ebenso mit, den Lorbeerblättern. Etwa 20 Minuten sanft köcheln lassen, bis die Linsen weich sind, aber noch nicht zerfallen.

Jetzt die Topinambur wieder waschen und und und.....Zubereiten wie die Diätchips. Leicht salzen.

Die Suppe mit Salz und Pfeffer abschmecken.

Mit den Topinambur-Chips und gehackter Petersilie bestreut servieren.

Platz für Ihre Einkaufsnotizen:

Warmes Mittagessen

Eine frische Gemüsepfanne mit Topinambur

Zutaten:

2 kleine Stangen Lauch –evtl. frisch aus dem Garten?

600g Karotten

1kg frische Topinambur Knollen

etwas Butter oder Kokosbutter

Salz, Pfeffer

1 Teelöffel Gemüsebrühe, nur wer mag

Petersilie, Schnittlauch

150g Crème fraîche

Einige Sonnenblumenkerne als Deko

Zubereitung:

Als erstes den Lauch waschen – putzen und in ca. 1cm dicke Ringe schneiden. Karotten und Topinambur Knollen gründlich waschen, schälen und in kleine Stücke schneiden. Nun die Butter in einer Pfanne erhitzen. Vorsicht nicht braun werden lassen.

Dann das Gemüse hineingeben und unter ständigen wenden anbraten. Das ganze dauert ca. 10 Minuten.

Während dem Wenden die Gewürze dazu geben und mit der Brühe, bzw. als Ersatz einfaches Wasser auf löschen. Deckel drauf, Hitze etwas reduzieren und für weitere 15 Minuten köcheln lassen.

Während das Gemüse vor sich hinbruzzelt, einfach die Kräuter waschen und kleinhacken.

Das Crème fraîche darunter rühren.

Jetzt in einer kleineren Pfanne noch die Sonnenblumenkerne anbraten.

 Vorsicht die werden rasch dunkel.

Und fertig ist ein schmackhaftes, gesundes Mittagessen.

Die knusprigen Kerne und das Crème fraîche da zureichen.

Meine Erfahrung:

Am besten schmeckt diese Gemüsepfanne mit frischen Zutaten vom Markt. Bereits beim Verzehren schmecken Sie die Vitamine. Auch kalt prima!

Einen Tofu Hamburger mit Topinambur –

Zweifeln Sie nicht daran, schmeckt wirklich ungemein gut. Wer kein Tofu mag, der kann ja reines Rinderhack nehmen.

Zutaten:

1 Kilo frische Topinambur Knollen

Ca. 300g säuerliche Äpfel

1Packung Natur- Tofu

6 EL weißen Balsamico

2 EL gemahlenen Kurkuma, wer den Geschmack nicht mag, nimmt einfach schwarzen Pfeffer

Salz

Prise Rohrohrzucker

250g gemahlene Linsen, die benötigen Sie für die Bindung der Hamburgermasse

Zubereitung:

Wie immer erstmal die Topinambur Knollen vom Bodendreck befreien, schälen und mit einer Raspel feinraspeln.

Evtl. besitzen Sie ein elektrisches Gerät, dann geht es noch einfacher. Ich habe mir vor kurzem bei sanaviva.de einen Blender gekauft und werde es demnächst austesten, ob es damit ebenso funktioniert die Knollen zu raspeln. Ich meine Karotten funktionier, warum sollte es mit Topinambur nicht auch gehen.

Wenn Sie alles geraspelt haben, drücken Sie die Masse in ein Tuch und befreien diese von der Flüssigkeit.

Kennt man von Reibekuchen machen!

Nun die trockene Masse in eine Schüssel geben, dazu den Tofu, welchen Sie im Vorfeld bereits mit einer Gabel klein zerdrückt haben. Alles umrühren.

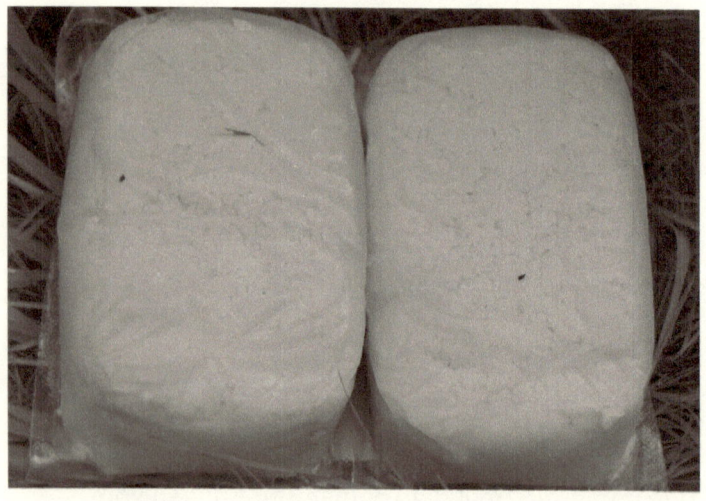

(tofu noch eingepackt)

Es fehlt nun noch der Apfel. Diesen mit der Haut, also nicht schälen, ebenso kleinraspeln und zu der Masse geben. Mit Haut aus dem Grunde, damit Sie alle Vitamine erhalten.

Jetzt mit dem Essig beträufeln.

Alle weiteren Zutaten beigeben und verrühren.

Wenn die Konsistenz fester ist, bzw. sich gebunden hat, dann formen Sie mit den Händen kleine Kugeln, legen diese „Bällchen" auf ein auf ein mit Backpapier ausgelegtes Backblech und drücken von oben darauf. Die Form sollte nach einem Hamburger dann aussehen. Die Größe ist Ihnen überlassen.

Sie können die Hamburger bei 150°C backen, oder so wie ich, im heißen Kokosfett, bei reduzierter Hitze von beiden Seiten anbraten. (Wie man einen normalen Hamburger eben macht). Freunde von mir frittieren diesen. O.k. kann jeder halten wie er möchte.

Meine Erfahrung:

Wenn Sie Familie haben sind Sie mit diesem Rezept der King der Küche. Versprochen. Hamburger und dann noch gesund – besser geht's nicht, oder?

Kleine kalte Speisen für Zwischendurch

Mein Topinambur – Rohkostteller

Zutaten:

300g Topinambur

1 fester säuerlicher Apfel

2EL Apfelsaft

4 EL Sahne

Agavendicksaft hell

Salz, Pfeffer

1Bund Rucola oder Basilikum (ersatzweise je nach Saison Blattspinat oder Endiviensalat)

Zubereitung:

Wie bereits bekannt Topinambur und Apfel waschen. Die Knollen schälen, Apfel vierteln und entkernen. Beides in hauchdünne Scheiben hobeln und mit dem Apfelsaft vermengen.

Jetzt die Sahne mit dem Agavendicksaft verrühren und mit Salz, Pfeffer kräftig würzen.

Das Kraut (Basilikum etc.) waschen, trocken schütteln und in feine Streifen schneiden.

Alles untermengen.

Fertig. Ich nehme meistens noch ein paar Spritzer Zitronensaft, schmeckt noch frischer.

Meine Erfahrung:

Lässt sich prima am Vorabend zubereiten und mit ins Büro nehmen. Manchmal lasse ich die Sahne und den Dicksaft auch weg und nehme spanischen Olivenöl als Vinaigrette.

Aber Vorsicht, die Topinambur mit Zitronen beträufeln, ansonsten sieht es nicht so lecker aus. Schmeckt aber trotzdem.

Ein Topinambur Salat, gesünder geht es fast nicht mehr

Zutaten:

600g Topinambur

Salz, Pfeffer

Ca. 3-4cm frischer Ingwer

1 Knoblauchzehe

1 Limette, ersatzweise auch Zitrone

2 EL Soja Sauce –helle

2 TL flüssiger Honig

Etwas Orangensaft

Prise gemahlener Koriander

Zubereitung:

Die Topinambur gründlich vom Erdreich befreien und säubern.

Danach in einen mit Salzwasser bedeckt Topf geben und ca. 30-40 Minuten garen. Wie man eben normale Kartoffel kocht.

Nun den Ingwer und den Knoblauch schälen fein reiben. Beim Ingwer lasse ich die Haut meistens dran, wegen der Vitamine, aber viele Menschen mögen sich den Ingwer lieber schälen.

Die Limette säubern und mit einem Zestenreisser die Haut abziehen.

Jetzt den Saft auspressen.

Beides nun mit dem Ingwer, Knoblauch, Sojasauce, Honig, Orangensaft und der Korianderprise verrühren.

So, die Topinambur ist bissfest gekocht. Diese dann kalt abschrecken und noch im heißen Zustand schälen und in Scheiben schneiden.

Die zubereitete Vinaigrette über die warmen Topinambur -Scheiben gießen und dann für mindestens 30 Minuten ziehen lassen.

Der Salat sollte richtig saftig Ihnen entgegenblicken.

Platz für Ihre Einkaufsnotizen:

_____

_____

_____

_____

_____

_____

_____

_____

_____

_____

_____

_____

_____

_____

_____

So, dass soll es erstmal gewesen sein.

Es gibt noch reichlich mehr Rezepte mit Topinambur.

Seien Sie erfinderisch, ich habe –wie schon erwähnt- einfach die normale Kartoffel mit den Topinambur während meiner 8wöchigen Kur ersetzt.

Wie lange Sie das durchziehen, obliegt Ihnen.

Ich mag den Geschmack dieser wundervollen Knolle, so dass die normale Kartoffel bei mir kaum noch auf den Tisch kommt.

Lernen Sie diese gesunde Knolle einfach kennen.

Sie werden es am Gewicht spüren, dass verspreche ich Ihnen. So aber woher bekommen Sie die frischen Topinambur her?

Am besten Sie machen es wie ich…..

Topinambur im eigenen Garten anbauen!

Siehe nächstes Kapitel.

Anbau von Topinambur im eigenen Garten?

Topinambur ist sporadisch immer wieder in aller Munde. Vielerorts wird die Knolle als Wundergemüse gehandelt, was natürlich völliger Blödsinn ist.

Der Anbau ist denkbar leicht.

Topinambur gedeiht am besten in kalkhaltigen Böden.

Topinambur ist eine erstaunlich widerstandsfähige, winterharte, kleinblumige, Knollen bildende Staudensonnenblume.

Und auch als "die Kartoffel der Zuckerkranken" geläufig. Sagte ich bereits.

Sie gedeiht in jedem lockeren, durchlässigen, normalen Gartenboden, am besten in sonniger Lage.

Ich verbuddelte (pflanzte) die Knollen sogar in große Blumenkisten. Im Herbst kamen wunderschöne Exemplare zum Vorschein.

Das einzige ist nur, nicht zu viel gießen, aber auch nicht total in der Erde vergessen. Beides verzeiht die Knolle nicht.

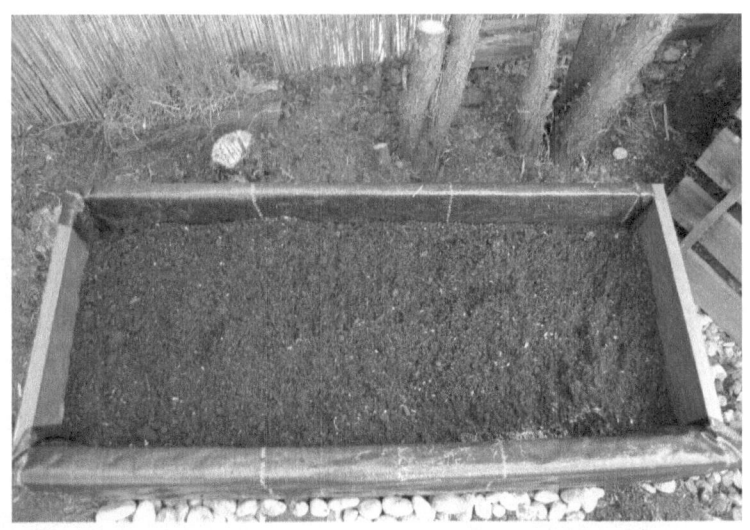

Deshalb nochmals:

Um Fäulnis vorzubeugen, darf der Boden nicht zu nass sein. Die Knollen werden von November bis April mit einem Abstand von 50 cm, ca. 10 cm tief eingegraben. Die ideale Pflanzzeit für Topinambur liegt zwischen Mitte/Ende März und Mitte/Ende April. Diesen Tipp gab mir die Bäuerin, wo ich das erste Mal Topinambur Knollen zur Pflanzung kaufte.

Obwohl im vergangenen Herbst-Winter lies ich einige Exemplare einfach im Boden und siehe da, sie vermehren sich und schlagen bereits wieder aus. Auch ein Ratschlag der Bäuerin, welche diese Vorgehensweise bereits seit Jahren praktiziert.

Topinambur Pflanzen haben einen massiven Ausbreitungsdrang.

Sie nimmt viel Platz ein, jedoch die Blüten sind eine Pracht.

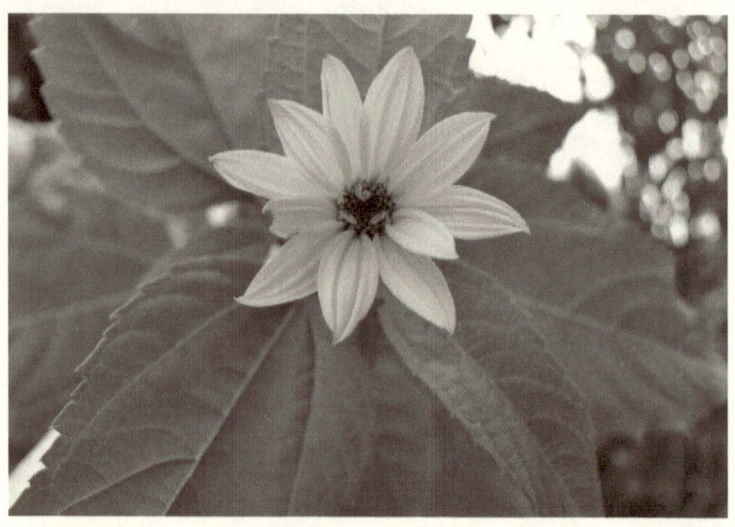

Ich hatte meine liebe Mühe, diese Aufnahme zu machen, denn diese Pflanze kann bis zu 3 Meter hoch werden.

Topinambur wird von Oktober bis März geerntet.

Auch in den Wintermonaten, und das macht es so spannend, Topinambur anzupflanzen. Selbst im Dezember, so knapp nach dem üppigen Weihnachtsfest kann man mit einer Topinambur Diät beginnen.

Raus in den Garten -sofern der Boden nicht total gefroren ist- einige Knollen frisch aus der Erde holen und zubereiten.

Persönlich kenne ich kein Gemüse etc., welches man im Winter noch ernten kann. O.K. außer Rosenkohl, aber mit dem habe ich es nicht.

Insgesamt wird Topinambur nur von wenigen Krankheiten und Schädlingen befallen, die ertragsmindernd sind.

Fast jährlich ist echter Mehltau wie Alternaria* anzutreffen, aber nicht bekämpfungswürdig.

Die Pflanze verliert nur etwas an ihrer Schönheit. Neben Mehltau kommt hie und da auch Rost vor.

Sobald das Laub abzusterben beginnt, sie erkennen dies an den Blättern, welche braun werden und abfallen, ist Erntezeit.

Der Ertrag kann sich sehen lassen, denn sie erhalten beinahe an die 4 Kilo pro Pflanze.

Noch ein Wort zum Blattwerk. Darauf müssen Sie sich einstellen, es fällt im Herbst eine Menge davon an. Erinnern Sie sich? Die Pflanze kann bis an die 3 Meter hochwachsen. Sie haben wirklich viel Grünabfall.

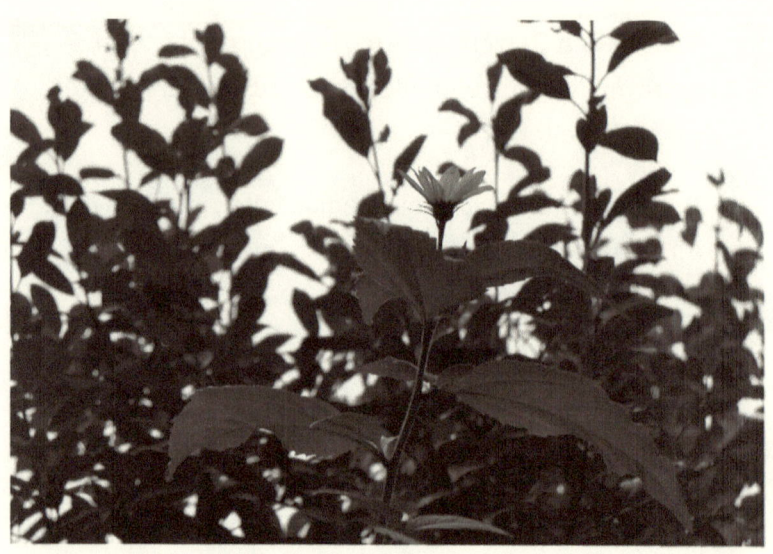

Ich hatte es schon erwähnt, die Knolle ist winterhart und man kann diese bis ins Frühjahr hinein ernten.

Wenn Sie in einer sehr kalten Region mit starken Bodenfrösten leben, dann können Sie sich einen Vorrat ins Haus holen. Diesen allerdings reichlich mit Sand oder Torf bedecken und in einem kühlen Raum lagern.

Toll wäre es, wenn sie einen alten Gewölbekeller hätten. Aber wer hat das schon....

Nicht genutzte Knollen verbleiben im Erdreich und treiben im kommenden Jahr wieder aus.

Topinambur Knollen haben eine dünne Schale und lassen sich daher nur wenige Tage im Kühlschrank lagern. (Ausnahme siehe einige Zeilen weiter oben)

Aufgrund der geringen Haltbarkeit ist Topinambur im Handel auch in Form von Topinambur Mehl oder Topinambur Saft und Topinambur Sirup erhältlich.

*Alternaria

Bei Wikipedia habe ich folgendes gefunden: *Alternaria* ist eine weltweit weit verbreitete Gattung von Schimmelpilzen.

Alternaria wird zu den Schwärzepilzen gezählt.

Man unterscheidet zwischen etwa 40 Arten.

Die Gattung zählt zu den sogenannten Fungi imperfecti.

Quelle: http://de.wikipedia.org/wiki/Alternaria

Welche Topinambur Sorten gibt es?

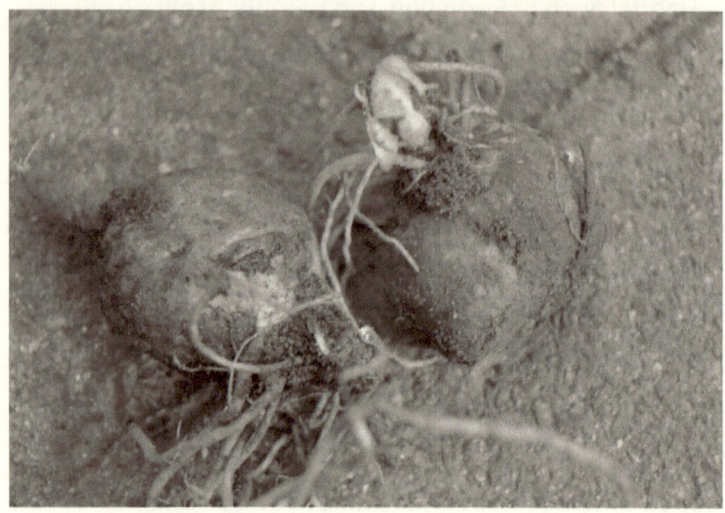

Auf Wikipedia habe ich zu meiner Freude entdeckt, dass es so viele unterschiedliche Topinambur Sorten gibt. Ich war sehr erstaunt.

Topstar (sehr früh, Knollen länglich-oval)

Henriette (früh, Knollen walzen- bis birnenförmig)

Gigant (früh, Knollen walzen- bis birnenförmig)

Bianca (früh, Knollen walzen- bis birnenförmig , Wuchshöhe 2,5m)

Patate (Knollen rundlich, leicht rötlich gefärbt)

Sakhalinski rouge

Gute Gelbe (mittelspät, Knolle rund bis oval und glatt)

Waldspindel (mittelspät, Knollen spindelförmig)

Völkenroder Spinde (mittelspät, Knollen spindelförmig bis spitzoval)

Lola (mittelspät, Knollen rund bis birnenförmig)

Medius (mittelspät, Knollen rund bis birnenförmig)

Topianka (mittelspät, Knollen birnenförmig bis rundlich)

Fuseau 60 (mittelspät, rund bis birnenförmig mit Tochterknollen)

Landsorte Rot (spät, Knollen rund bis birnenförmig)

Landsorte Weiß (spät, Knollen rund bis birnenförmig)

Dornburger (spät, Knollen oval bis rundlich)

Violet de Rennes (spät, Knollen violett und ähnlich Kiefernzapfen Wuchshöhe 2m)

Rote Zonenkugel (spät, Knollen rundoval bis spindelförmig

Quelle: Wikipedia.
http://de.wikipedia.org/wiki/Topinambur

Wie lagere ich die Topinambur Knolle?

Wegen der dünnen Schale der Topinambur verdunstet jedoch viel Feuchtigkeit und die Topinambur schrumpelt und fault rasch dahin.

Für kurze Zeit können die Knollen in Frischhaltefolie eingewickelt im Kühlschrank aufbewahrt werden.

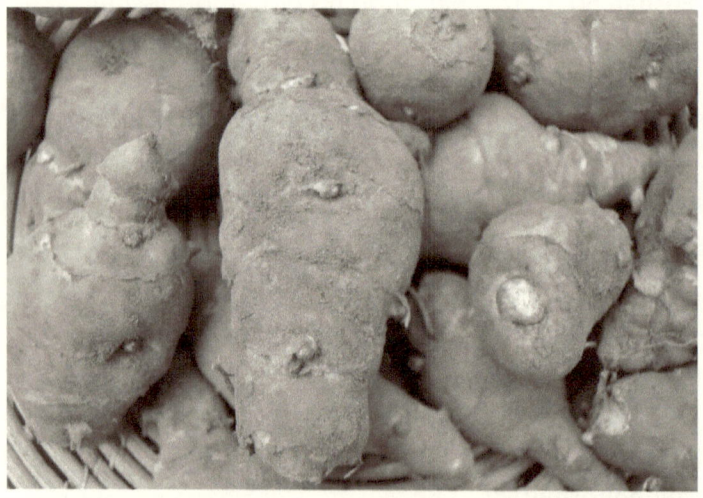

Hier sehen Sie Topinambur Knollen, welche bereits einen Trieb haben. Perfekt zum Einpflanzen.

Topinambur – Branntwein gibt es!

Topinambur-Branntwein duftet fruchtig und hat ein leicht nussig süßliches Aroma. Charakteristisch ist der intensive aber angenehm erdige Geschmack, der entfernt an Enzian erinnert.

Die Knollen werden zu Beginn des Frühjahrs geerntet. Ordentlich mit Wasser und Bürste gewaschen, damit die Erdanhaftung beseitigt wird.

Wenn dieser Schritt nicht gründlich vollzogen wird, dann bekommt der Branntwein einen äußerst unangenehmen Geschmack. Im ungünstigsten Fall kann es zu Fehlgärungen kommen.

Die Herstellung von Topinambur – Branntwein ist schon Profis gegeben, persönlich kann ich hier kein zufriedenstellendes Ergebnis mitteilen. Im Netz gibt es einige interessante Seiten zu diesem Thema.

Über 90 Prozent der in Deutschland gerodeten Topinambur Knollen werden derzeit in Obstbrennereien zu Spirituosen verarbeitet.

Topinambur-Branntwein wird des Öfteren zum Roten Rossler veredelt.

Dabei wird er mit Wurzeln der Blutwurz angesetzt, wobei Pflanzenstoffe aus der Wurzel herausgelöst werden, die dem Roten Rossler einen leicht bitteren und zusammenziehenden Geschmack und nicht zuletzt die rote Färbung verleihen.

Der Rote Rossler ist bei Magenverstimmung, Durchfall oder Leibschmerzen als Hausmittel angezeigt, wird aber auch ohne körperliche Beschwerden, beispielsweise zur Unterstützung der Verdauung nach einer ausgiebigen Mahlzeit, gerne verkostet.

Ich durfte diesen roten Rossler bei einem Aufenthalt im Allgäu genießen. Hat prima geschmeckt und ehrlich gesagt, ich wusste zu jener Zeit nicht, dass dieser Branntwein aus Topinambur hergestellt wurde.

Vor kurzem erblickte ich den roten Rossler in einem gut sortierten Einkaufsmarkt in unserer Stadt.

Ist Topinambur für die Tierwelt geeignet?

Früher wurde Topinambur ebenso an die Haustiere (Vieh, Pferden, Schweinen, Hühner) verfüttert. Vom Wild werden vor allem die Jungtriebe zur Äsung angenommen.

Und heute:

Das hochwertige Topinambur Kraut und auch die Topinambur Knollen sind in hervorragender Weise im gesamten Tierbereich von Meerschweinchen, Kaninchen, Geflügel bis hin zu Schafen, Ziegen, Schweine, Pferde als Futter einsetzbar. Die Knollen können komplett verfüttert werden.

Diese Tiere lieben Topinambur:

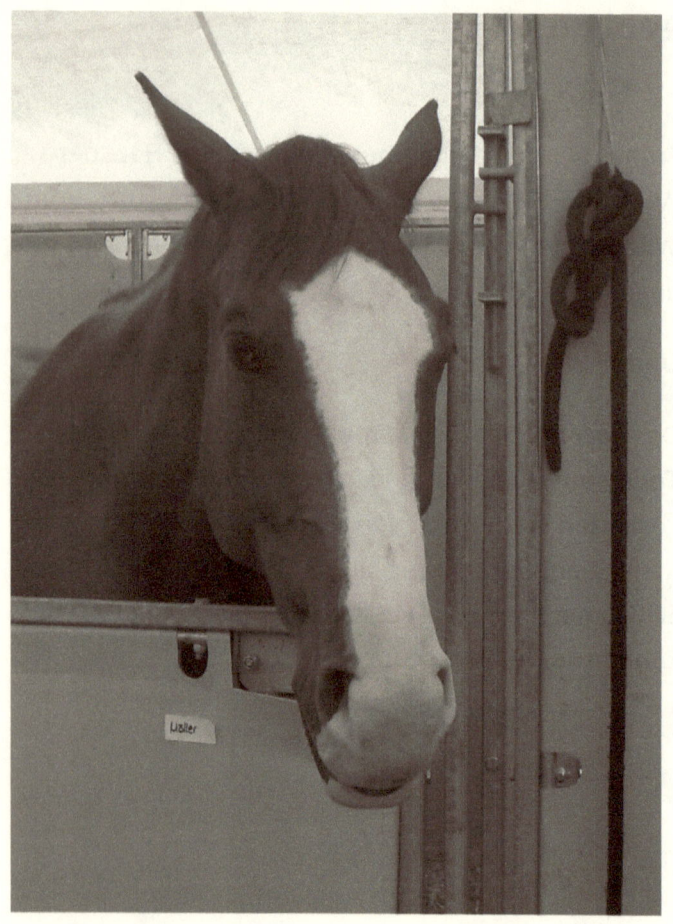

Pferde und Esel

Schafe, Ziegen, Schweine

Hühner

Hasen, Kaninchen

Chinchillas, Meerschweinchen

Vorsicht:

Bitte Topinambur nur als Zusatzfutter verwenden und es kann zu Blähungen führen, wie eben auch bei uns Menschen.

Topinambur zum Heizen?

Topinambur kann getrocknet und in Form von Pellets als Brennstoff genutzt werden.

Sie können ohne Umbaumaßnahmen in Hackschnitzel- oder Pelletheizungen eingesetzt werden.

(Laut Aussage eines Sanitär- und Heizungstechniker.)

Dabei entsprechen im Mittel 3,1 kg Topinamburkrautpellets einer Heizleistung von 1 kg Heizöl. Oder: 20 t/ha Topinambur Kraut entsprechen ca. 6400 l Heizöl. Dies erfuhr ich von einem Heizungsbauer.

Im vergangenen Winter trocknete ich die Schalen der Knolle und warf diese in meinen Kamin. So hatte ich die Schalen sinnvoll verwertet. Aber ausreichend warm wurde mir dadurch nicht....

O.K. die letzten Punkte haben nichts mehr mit Diät etc. zu tun, nur wollte ich Ihnen die Vielfältigkeit dieser Wunderknollen aufzeigen.

Wo kann ich Topinambur kaufen?

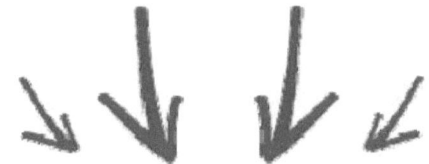

Im Naturkostladen Ihrer Stadt.

In sogenannten 3Welt-Läden-evtl.

Auf dem wöchentlichen Grünen-Markt – da meistens ganz, ganz frisch.

In unserem kleine Städtchen gibt es einen sogenannten „Vegan Laden".

Hier habe ich auch schon die Topinambur erblickt, allerdings waren diese wirklich sehr, sehr klein. Und sahen nicht kräftig aus.

Schon damals keimte der Gedanke Topinambur im eigenen Garten anzupflanzen.

Ach und wenn Sie noch wissen möchten, wo ich meinen Personal Blender kaufte, hier die URL:

http://shop.sanaviva.de/allgemein/personal-blender-pb250xl/

Weitere Kindle E-Books

Nachfolgend einige interessante Ratgeber.

Gegebenenfalls interessiert Sie ja noch ein anderes Thema, notieren sie sich die jeweilige URL, kopieren diese in Ihren Browser und innerhalb von Sekunden erhalten Sie weitere Informationen zu dem ausgesuchten Buch.

Diese Ratgeberbücher werden gerne gekauft.

….Viel Freude beim Stöbern.

Fit in
7 Tagen mit
BambusSalz

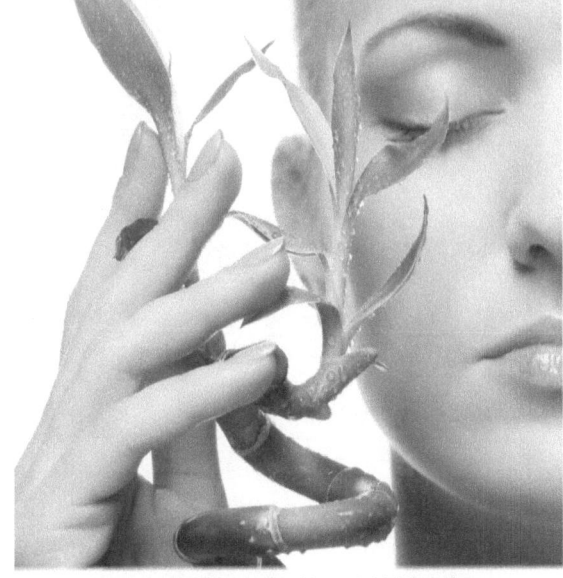

Ein altes Naturmittel bewirkt Wunder
Monika Braun

Ihr Ratgeber für ein altes Naturheilmittel

Als Taschenbuch & E-Book bestellen bei Amazon

https://www.amazon.de/dp/B00ID9XLR4

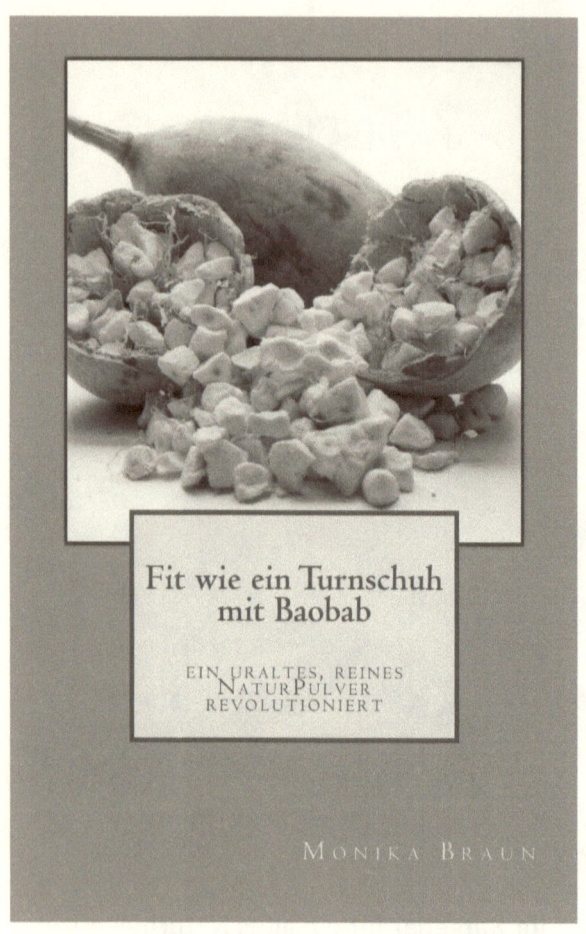

Fit wie ein Turnschuh mit Baobab

Als Taschenbuch und E-Books bestellen bei Amazon

https://www.amazon.de/dp/B00JLSSWK2

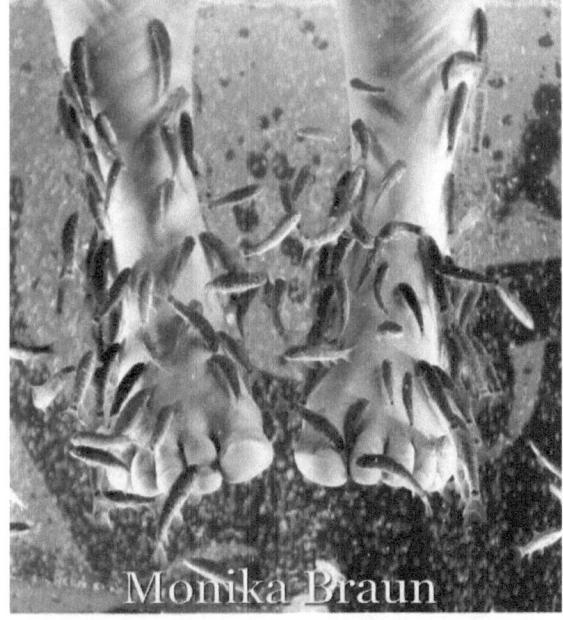

Kangalfische, heilendes Peeling im Wasser

Als Taschenbuch & E-Book bestellen bei Amazon

https://www.amazon.de/dp/B00MTKR2NC

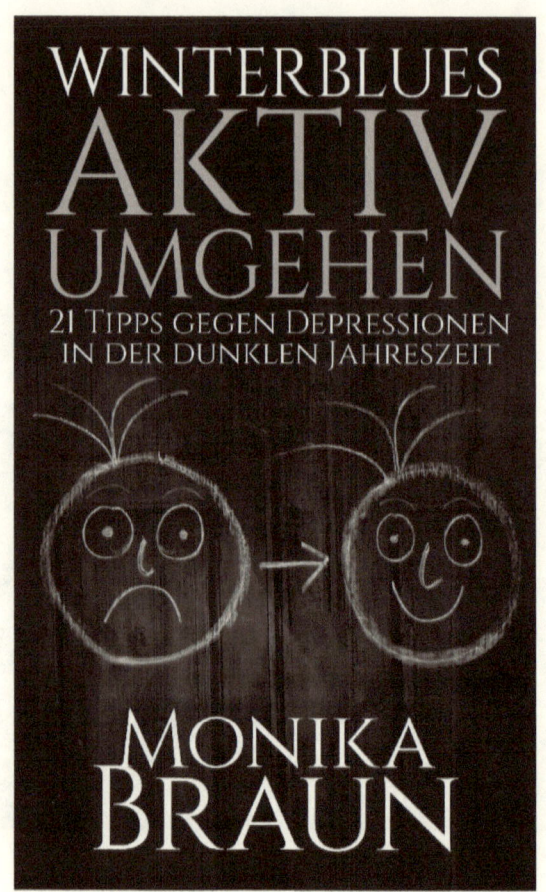

Winterblues aktiv umgehen

Als Taschenbuch und e-book bei Amazon
https://www.amazon.de/dp/B00QKSK966

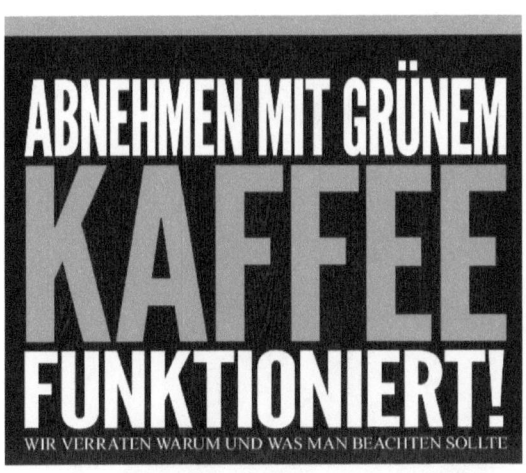

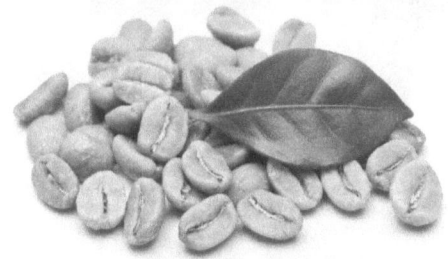

Abnehmen mit grünem Kaffe funktioniert

Als Taschenbuch und e-book bestellen bei Amazon

https://kdp.amazon.com/amazon-dp-
action/de/bookshelf.marketplacelink/B00UU0908S

Fit und Gesund mit
Kokosnuss-Öl

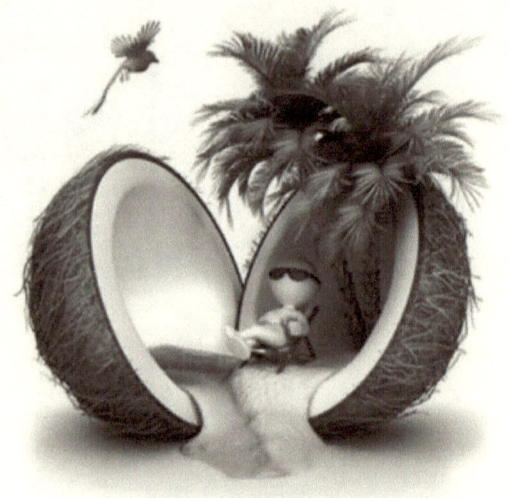

*Gesünder leben und eine
positive, jugendliche
Ausstrahlung erlangen mit
Kokosnuss - Öl.*

Kokosnuss-Öl – eine GesundheitsGeheimwaffe?

Als e-book bestellen bei Amazon

https://www.amazon.de/dp/B00BKLLAX4

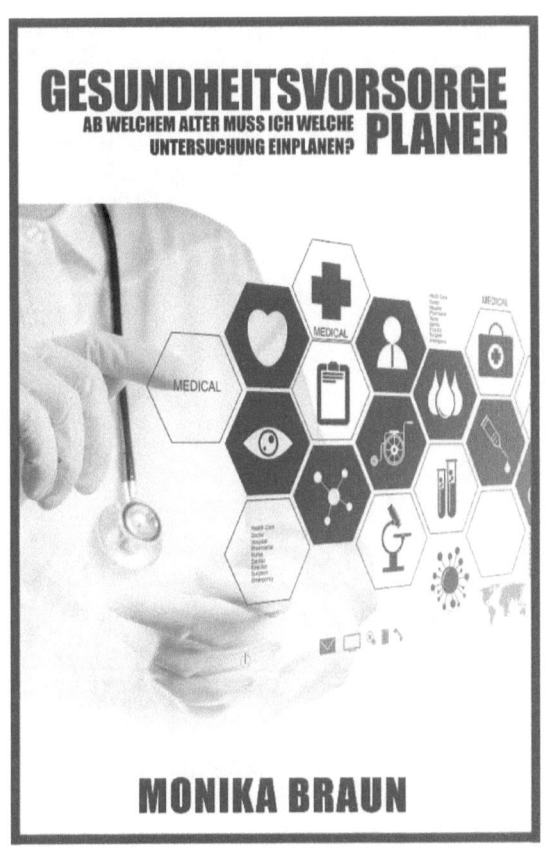

GesundheitsvorsorgePlaner

Als e-book + Taschenbuch bestellen bei Amazon

https://www.amazon.de/dp/B00T6JEIC2

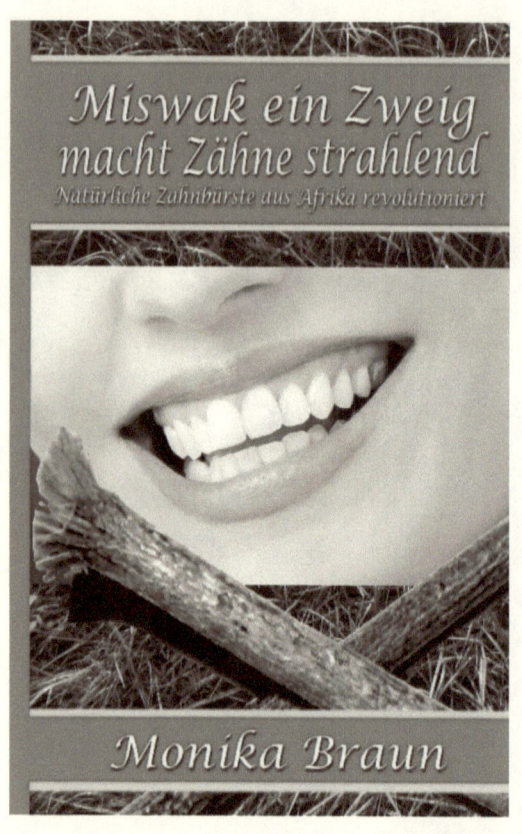

Miswak ein Zweig macht Zähne strahlend.

Natürliche Zahnbürste aus Afrika revolutioniert

Als Taschenbuch und E-Books bestellen bei Amazon

https://www.amazon.de/dp/B00L3D7HVS

Impressum

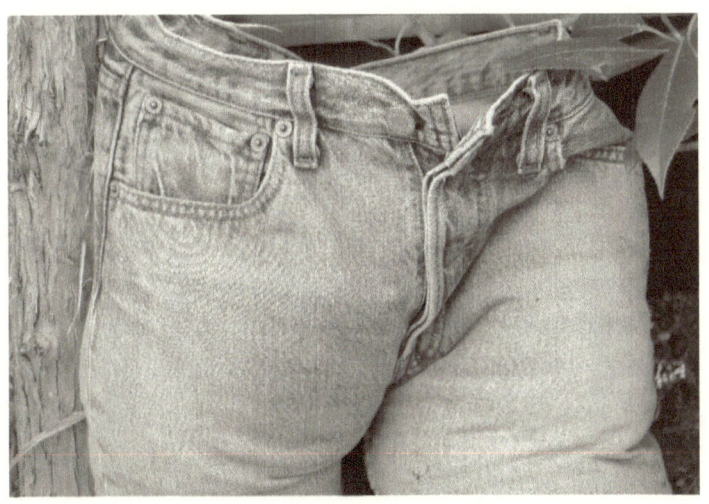

Selbst eine alte Jeans musste für die Topinambur-
Bepflanzung herhalten.

Monika Braun

https://monikabraun.wordpress.com/

autorin-monikabraun@web.de

(Erreichbar über B.G.-p. OHG in 97688 Bad Kissingen)

Die Autorin wurde 1964 in Nordrhein Westfalen
geboren und lebt heute mit Mann und Ihren zwei
Kindern in einem kleinen Städtchen in Bayern.

Stets ein Auge auf die Natur und Gesundheit gerichtet, schreibt Sie über diese Themen und versucht den interessierten Leser, respektive Leserinnen, über nicht so bekannte Naturheilmittel aufmerksam zu machen.

Alles, was die Autorin Monika Braun niederschreibt, ist authentisch und nachvollziehbar.

Was als Hobby begann, ist zur Leidenschaft geworden und deshalb sind bereits einige Kindle Bestseller auf dem Markt.

Wenn dieser, ich will mal sagen, Ratgeber bei Ihnen auf positiven Grund gefallen ist, freue ich mich über eine Weiterempfehlung oder einer netten Besprechung, etwa bei amazon.de. Bücher wie ebendiese leben von den Beurteilungen Ihrer Leser.

Falls Sie Fehler entdecken, teilen Sie mir diese Bitte per Email an: autorin-monikabraun@web.de mit. So kann ich die Patzer unkompliziert und rasch beheben. Fehler in einer Rezension zu erwähnen, schadet dem Ratgeberbuch. Und dass leider längerfristig.

Solange eben, wie er auf dem Markt ist – selbst wenn dann der Mangel bereits lange behoben ist. Danke!

Kleine Anmerkung noch:

Für einige detaillierte Informationen bediente ich mich der Datenbank Wikipedia.

Ich hoffe, ich konnte Ihnen viele wertvolle Ratschläge geben und bedanke mich für Ihren Kauf und das Lesen bis zu diesem jetzigen Zeitpunkt.

Rechtliches

Dieses E-Books bleibt geistiges Eigentum des Autors und ist urheberrechtlich geschützt. Das E-Book darf weder ganz noch teilweise in irgendeiner Form, ohne Zustimmung des Autors, bzw. Verfassers vervielfältigt, kopiert, übersetzt, mikroverfilmt und weitergegeben, sowie auf eigenständigen Medien oder Datenbanken ab gespeichert werden.

Der Autor distanziert sich von den Inhalten zu allen evtl. externen und weiterführenden Links und Webseiten, die in diesem E-Book festgehalten sind.

Sollten Amazon – Verknüpfung in diesem E-Book enthalten sein, übernehmen wir keine Garantie, ob der jeweilige Artikel auf Lager ist.

Bei einem Kauf über diesen Link erhält der Autor eine minimale Vermittlungsgebühr von Amazon oder einem anderen Affiliate -Partner. Welches allerdings nicht Grundlage der Nennung des Links ist, sondern nur als Information zu einem evtl. Erwerb.

Alle genannten Daten beziehen sich auf den Stand 05/2015- für womöglich Änderungen des Inhaltes wird keine Haftung übernommen.

Eine Haftung oder Mithaftung durch gesetzeswidrige Inhalte zu externen Webseiten wird ausgeschlossen, da der Autor keinen Einfluss auf die Entstehung, Entwicklung oder Veränderungen der unter den angegebenen Domains laufenden Webseiten hat. Auch wenn Sie die rechtlichen Hinweise langweilen, aber die müssen halt sein.

Fotonachweis:

Photo: Copyright ©2001 – Irene-B.G.-p.oHG Photo-Objects-Hemera-Canada

Pixabay : Lizenz: CC0 Public Domain - Freie kommerzielle Nutzung / Kein Bildnachweis nötig

thick-373064_1280_cocoparisienne-
http://pixabay.com/de/users/cocoparisienne-127419/

belly-2354_1280-
http://pixabay.com/de/users/PublicDomainPictures-14/

magnifying-glass-449855_1280-
http://pixabay.com/de/users/Hebi65-422737/

Die meisten sind eigene Aufnahmen (Laienaufnahmen, kann also schon mal was unscharf sein -sorry)

Coverdesign: © fayefayedesigns aus den USA